BEI GRIN MACHT SICH IHR WISSEN BEZAHLT

AF145602

- Wir veröffentlichen Ihre Hausarbeit,
  Bachelor- und Masterarbeit

- Ihr eigenes eBook und Buch -
  weltweit in allen wichtigen Shops

- Verdienen Sie an jedem Verkauf

Jetzt bei www.GRIN.com hochladen und kostenlos publizieren

GRIN

Bibliografische Information der Deutschen Nationalbibliothek:

Die Deutsche Bibliothek verzeichnet diese Publikation in der Deutschen National-
bibliografie; detaillierte bibliografische Daten sind im Internet über http://dnb.d-
nb.de/ abrufbar.

Dieses Werk sowie alle darin enthaltenen einzelnen Beiträge und Abbildungen
sind urheberrechtlich geschützt. Jede Verwertung, die nicht ausdrücklich vom
Urheberrechtsschutz zugelassen ist, bedarf der vorherigen Zustimmung des Verla-
ges. Das gilt insbesondere für Vervielfältigungen, Bearbeitungen, Übersetzungen,
Mikroverfilmungen, Auswertungen durch Datenbanken und für die Einspeicherung
und Verarbeitung in elektronische Systeme. Alle Rechte, auch die des auszugsweisen
Nachdrucks, der fotomechanischen Wiedergabe (einschließlich Mikrokopie) sowie
der Auswertung durch Datenbanken oder ähnliche Einrichtungen, vorbehalten.

Impressum:

Copyright © 2017 GRIN Verlag, Open Publishing GmbH
Druck und Bindung: Books on Demand GmbH, Norderstedt Germany
ISBN: 9783668441897

Dieses Buch bei GRIN:

http://www.grin.com/de/e-book/359070/homoeopathie-ein-ueberblick-zu-wirksam-
keit-herstellung-und-behandlung

Vanessa Trapp

Homöopathie. Ein Überblick zu Wirksamkeit, Herstellung und Behandlung

GRIN Verlag

GRIN - Your knowledge has value

Der GRIN Verlag publiziert seit 1998 wissenschaftliche Arbeiten von Studenten, Hochschullehrern und anderen Akademikern als eBook und gedrucktes Buch. Die Verlagswebsite www.grin.com ist die ideale Plattform zur Veröffentlichung von Hausarbeiten, Abschlussarbeiten, wissenschaftlichen Aufsätzen, Dissertationen und Fachbüchern.

Besuchen Sie uns im Internet:

http://www.grin.com/

http://www.facebook.com/grincom

http://www.twitter.com/grin_com

Inhalt

A Einleitung

Die Homöopathie ist eine Heilmethode, die »sanft, schnell, gewiss und dauerhaft « zu heilen vermag, wenn sie richtig angewandt wird. So schilderte es damals der Begründer der Homöopathie. Damit ist schon das Wichtigste gesagt, für jenen, der sich mit ihr beschäftigen will. Auf der ganzen Welt gibt es eine große Anzahl chronisch kranker Menschen. Allein in Deutschland sind es 10 Millionen Rheumatiker, 4 Millionen Asthmatiker und 6 Millionen Neurodermitiker, die trotz High-Tech- Medizin unter ihrer Krankheit leiden. Und dort kommt die Homöopathie ins Spiel. Im Gegensatz zum streng schulmedizinischen Denken wird der Patient nicht in seine Einzelteile zerlegt und das Symptom einer Krankheit behandelt, sondern der Mensch als Ganzes betrachtet und die Ursache seiner Beschwerden bekämpft.

Erst einmal möchte ich jedoch schreiben, warum ich dieses Thema gewählt habe und eine kleine Aussicht auf die folgenden Seiten geben. Ich habe dieses Thema gewählt, da meine Tante selbst die „klassische Homöopathie" praktiziert. Deshalb bin ich auch schon von klein auf mit der Homöopathie, besser gesagt mit den Globuli in Kontakt gekommen. Bei kleineren Beschwerden oder Verletzungen bekam ich meist Globuli anstatt ein Arzneimittel. In fast allen Fällen erhielt ich nach Zugabe der homöopathischen Globuli eine Besserung. Mit dem Alter interessierte mich, was in diesen Globuli eigentlich drinnen ist, und wie sie wirken können. Und auch wie sie hergestellt werden, interessierte mich, da die Globuli alle gleich aussehen. Im Rahmen eines Schulprojektes konnte ich einen Vormittag bei meiner Tante verbringen und ihr bei ihrer interessanten Arbeit über die Schultern schauen. Und auch hier wurde mein Interesse gegenüber der Homöopathie geweckt. Schließlich ist so meine Problemfrage: „Wie wirkungsvoll sind homöopathische Globuli? " entstanden.

In meiner Hausarbeit geht es hauptsächlich um die Wirksamkeit der Globuli, der Herstellung und den Potenzen. Des Weiteren beschäftige ich mich in dieser Arbeit mit dem Begründer der Homöopathie, der Behandlung sowie der Einnahme. Auch möchte ich ein eigenes Fallbeispiel miteinbringen. Ich möchte außerdem aus zwei Perspektiven erklären, warum die homöopathischen Globuli wirkungsvoll sind oder nicht. Aus der Sicht der Skeptiker werde ich die Homöopathischen Globuli darstellen. Am Schluss meiner Hausarbeit werde ich auf die Problemfrage zurückkehren und versuchen diese zu beantworten.

Nun beginne ich mit dem Hauptteil und werde zunächst die Homöopathie definieren und deren Geschichte erläutern.

B Hauptteil

I Definition und Geschichte

1) Was ist Homöopathie?

Die „klassische Homöopathie" geht direkt auf den Begründer der Homöopathie, Samuel Hahnemann (nähere Beschreibung zu seiner Person unter I Definition und Geschichte Punkt drei), zurück, welche im 19.Jahrhundert entwickelt wurde, und ist eine ganzheitliche Behandlungsmethode, da sie den Zustand von Körper, Geist und Seele berücksichtigt. Deshalb wendet sich die Homöopathische Behandlung an den Menschen in seiner Ganzheit. Nicht ein kranker Körperteil wird behandelt, sondern der kranke Mensch, dessen Persönlichkeit und Eigenheiten mitberücksichtigt werden. Somit steht der Patient mit seinen körperlichen und seelischen Beschwerden im Vordergrund. Das Wort „Homöopathie" ist abgeleitet aus dem Griechischen „homoios" – ähnlich und „pathos"– Leiden und kann somit als „ähnliches Leiden" übersetzt werden. Damit ist gemeint, dass ein Erkrankter mit dem Mittel behandelt wird, welche beim gesunden Menschen ähnlichen Symptome hervorruft. Ähnliches heilt ähnliches (similia similibus curentur). Diese sogenannte Ähnlichkeitsregel bildet eines der drei Grundprinzipien der Homöopathie. Dazu werde ich später noch kommen. Mit dieser Methode wollte sich der Begründer der Homöopathie gegen die Schulmedizin, auch Allöopatathie genannt, abgrenzen. Heute hingegen gibt es auf der ganzen Welt viele verschiedene Schulen zur Homöopathie. In dieser Hausarbeit werde ich mich auf die „klassische Homöopathie" beschränken. (vgl. Homöopathie neu gedacht 2015, So heilt Homöopathie-Medizin aus der Natur 1998, www.homoepathie-online.de)

2) Was ist Naturheilkunde?

Anders als bei der Homöopathie entwickelte sich die Naturheilkunde über die Jahrhunderte aus dem Wissen der Schulmedizin. Ziel ist es, bei der Naturheilkunde, die Selbstheilungskräfte des Körpers zu aktivieren. Um dies zu erreichen, setzt man auf physikalische Reize, wie Bewegung, Wasser, Licht, Luft oder Ernährung. In der Naturheilkunde wird außerdem mit wirksamen Pflanzen, wie beispielsweise Brennesselblätter gegen Gelenkschmerzen, behandelt. (vgl. Homöopathie-Kompass Wegweiser durch die Homöopathie 2000, www. Heilpraktiker-braunschweig.de)

3) Samuel Hahnemann

Nun werde ich auf die Geschichte und dessen Begründer etwas genauer eingehen.
Die Homöopathie wurde vom deutschen Apotheker und Wissenschaftler Dr. Samuel
Hahnemann (Abbildung 2) Anfang des 19. Jahrhunderts begründet. Wie es dazu kam, möchte
ich hier kurz erläutern. Samuel Hahnemann wurde 1755 in Meißen geboren und war zu seiner
Zeit ein sehr bekannter Arzt. Doch war er auch ein großer Kritiker, der sich gegen die Ansichten
der Schulmedizin aussprach. Deshalb sah er sich gezwungen seine Praxis aufzugeben und sich
seinen Lebensunterhalt durch Übersetzungsarbeiten zu verdienen. Dabei stieß er im Jahre 1790
auf die Arbeit des berühmten Arztes William Cullen. Dort beschrieb der Arzt, dass Chinarinde
(Abbildung 3) eine heilende Wirkung auf Wechselfieber (Malaria) hatte. Dieser Ansicht jedoch
stand Hahnemann kritisch gegenüber und unternahm einen Selbstversuch. Er nahm die
Chinarinde ein, um deren Wirkung am eigenen Leib erfahren zu können. Das Ergebnis war für
ihn überraschend, denn die Chinarinde rief bei ihm die Symptomatik des Wechselfiebers auf, die
nach einiger Zeit wieder verschwand. Jede weitere Zugabe der Chinarinde erzeugte diese
Symptome von neuem. Das Resultat, welches sich für ihn daraus ergab, war eindeutig: die
Chinarinde müsse gegen das Wechselfieber helfen, da sie bei einem gesunden Menschen
ähnliche Symptome hervorruft, denn: Ähnliches heilt Ähnliches. Damit wurde der Grundstein der
Homöopathie gelegt.
Nach dieser Entdeckung führte Hahnemann zahlreiche Versuche an Gesunden mit anderen
Substanzen durch. Die dabei auftretenden Symptome schrieb er so detailliert wie möglich auf.
(vgl. So heilt Homöopathie-Medizin aus der Natur 1998, Klassische Homöopathie 2001,
Homöopathie-Kompass Wegweiser durch die Homöopathie 2000, www. Lifeline.de)

4) Wie haben sie sich entwickelt?

In der Zeit als Hahnemann weitere Versuche unterschiedlicher Substanzen durchführte, begann
er, wieder als Arzt tätig zu werden. Nach einigen Jahren verfügte er und seine Mitarbeiter über
zahlreiche Arzneien. Dadurch, dass Samuel unteranderem auch prominiete Patienten
behandelte, gelang es ihm, dass die Homöopathie auch in der Öffentlichkeit Anerkennung
bekam. So breitete sie sich über die ganze Welt aus. Heute spielt die Homöopathie besonders in
Indien eine wichtige Rolle. Auch bei uns hier in Deutschland hat sich sie verbürgerlicht.
(vgl. www.igm-bosch.de, www.br.de)

II Die drei Säulen der Homöopathie und die Herstellung

In diesem Teil meiner Hausarbeit möchte ich mich mit den drei grundlegenden Prinzipien, worauf die Homöopathie basiert, beschäftigen. Außerdem werde ich noch kurz auf die Herstellung homöopathischer Globuli eingehen.

1) Ähnlichkeitsprinzip

Als Erstes das Ähnlichkeitsprinzip. Wie in I Definition und Geschichte (Punkt drei) schon erwähnt, führte Hahnemann den Selbstversuch mit der Chinarinde durch und kam zu dem Entschluss, dass eine Krankheit immer nur durch jene Arznei geheilt werden kann, die in der Lage, bei einem Gesunden Symptome zu erzeugen, die dieser und keiner anderen Krankheit ähnlich sind. Daraus entstand der Leitsatz der Homöopathie „Similia Similibus Curentur", was so viel bedeutet wie Ähnliches werde durch Ähnliches geheilt. An dieser Stelle möchte ich ein kleines, einfaches Bespiel zur Verdeutlichung des Ähnlichkeitsprinzip darstellen. Geschnittene Zwiebeln verursachen bekanntlich brennende, tränende Augen, Niesen und eine fließende Nase. Im Falle einer Erkältung mit den besonderen Symptomen <brennende Augen, Tränenfluss und Fließschnupfen> könnte der Wirkstoff der Zwiebel in entsprechender verdünnter Form das heilende Mittel sein.
(vgl. Klassische Homöopathie 2001, Homöopathie-ein individueller, schonender Weg zur Heilung 1983, So heilt Homöopathie-Medizin aus der Natur 1986)

2) Arzneimittelprüfung

Nun widme ich mit der Arzneimittelprüfung, die auch als das Kernstück der homöopathischen Medizin bezeichnet wird. Hahnemann testete, nach seinem Zufallsbefund mit der Chinaride, immer mehr Mittel aus. Diese Arzneimittelprüfungen finden ausschließlich am gesunden Menschen statt. Grund dafür ist, dass eine Arzneimittelprüfung an einem Kranken das Testergebnis verfälschen könnte, da die bereits bestehenden Symptome mit denen, die das Mittel erzeugt, vermischt werden. Auch sind Tierversuche bei homöopathischen Arzneimittelprüfungen nicht möglich, da Tiere in vielen Fällen anderes als Menschen auf ein Medikament reagieren. Somit bleibt nur noch die Prüfung an gesunden Menschen übrig. Dabei werden alle Befindensänderungen, die ausgelöst werden, genau beobachtet und dokumentiert. Durch diese sehr genaue Dokumentation wird sichergestellt, welches homöopathische Mittel beim gesunden Menschen bestimmte Symptome verursacht und beim kranken Menschen heilen kann. Diese Liste von Symptomen wird als Arzneimittelbild bezeichnet. Heute gibt es über 1000 geprüfte Heilstoffe. Die im oberen Abschnitt (1.Ähnlichkeitsprinzip) aufgeführten Symptome, welche eine Zwiebel auslöst, zählen zu der Arzneimittelprüfung.

(vgl. Homöopathie-ein individueller, schonender Weg zur Heilung 1983, Homöopathie-Kompass Wegweiser durch die Homöopathie 2000, Klassische Homöopathie 2000, So heilt Homöopathie-Medizin aus der Natur 1986)

3) Potenzieren

Nun komme ich zur letzten Säule der Homöopathie, die Potenzierung. Bereits vor Hahnmanns Zeit war bekannt, dass auch in Naturstoffen Gifte enthalten sind. So kam es auch vor, dass Hahnemann seinen Patienten mitunter giftige Heilmittel verabreichte. Diesem Problem war sich Samuel Hahnemann bewusst. Aber was könnte er tun, damit das Mittel, welches das Prinzip der Ähnlichkeit entsprach, trotzdem zu einer Heilung führte? Schließlich kam er auf den Gedanken, die giftigen Arzneien schrittweise zu verdünnen, bis keine vergiftende Wirkung mehr zu befürchten war. Dies ist auch der Grund weshalb homöopathische Mittel verdünnt und geschüttelt werden. Im ersten Schritt werden die Heilmittel in der flüssigen Grundsubstanz verdünnt, meist geschieht dies mit Alkohol (Weingeist) und danach folgen 100 Schüttelschläge (Abbildung 4). So entstehen die verschieden Potenzen, die ich im nächsten und übernächsten Abschnitt ausführlich erläutern werde (IIIHerstellung und IVPotenzen und deren Wirkung). Mit diesen drei Prinzipien hat Samuel Hahnemann die Homöopathie vervollständigt.

(vgl. So heilt Homöopathie-Medizin aus der Natur 1986, Homöopathie neu gedacht 2015)

4) Wie werden Globuli hergestellt?

Zunächst einmal möchte ich über die Ausgangsstoffe der homöopathischen Globuli sprechen. Den größten Anteil machen die pflanzlichen Ausgangsstoffe aus. Verwendet werden bekannte einheimische Pflanzen wie der Sturmhut, die Tollkirsche oder der gefleckte Schierling, aber auch unscheinbare Pflanzen wie das Gänseblümchen (Abbildung 5). Auch das Tierreich bringt wertvolle Ausgangsstoffe, beispielsweise die Honigbiene, die Schwarze Witwe oder auch die Waldameise (Abbildung 6). Die letzten Ausgangsstoffe bilden Mineralen, wie Gold, Aluminiumsalz oder Schwefel. Aus den Ausgangsstoffen wird meist mittels Weingeist eine Urtinktur bereitet. Nach der Herstellung der Urtinktur, beginnt das Potenzieren in die verschieden Potenzen. Dieses Verfahren habe ich bereits in II Die drei Säulen der Homöopathie, Punkt drei beschrieben. Nachdem die gewünschte Potenz hergestellt wurde, werden die kleinen, weißen Milchzuckerkügelchen, genannt Globuli (Abbildung 7), beträufelt. Danach werden die fertigen Globuli in kleine Fläschchen gefüllt, und können nun von Verbraucher genutzt werden. (vgl. So heilt Homöopathie-Medizin aus der Natur 1986, Homöopathie-ein individueller, schonender Weg zur Heilung 1983)

III Potenzen und deren Wirkung

1) D-Potenzen
Nun werde ich dazukommen, die verschiedenen Potenzen etwas genauer zu erklären. Anfangen werde ich mit den kleinsten Potenzen, die D-Potenzen, welche stets im Verhältnis 1:9 verdünnt werden. Man beginnt mit dem ursprünglichen Stoff, welcher bereits in der Urtinktur zubereitet wurde. Davon nimmt man einen Teil und verdünnt diesen mit neun Teilen Alkohol. Als nächsten Schritt, schüttelt man diese Lösung hundertmal und hat dadurch die erste Potenz erreicht. Von dieser D1 Potenz nimmt man wieder einen Teil, verdünnt diesen mit neun Teilen Alkohol, schüttelt hundertmal und erreicht somit D2. Mit diesem Verfahren fährt man fort bis zur D30 oder D200 (Abbildung 8).
(vgl. Homöopathie-Kompass Wegweiser durch die Homöopathie 2000, So heilt Homöopathie-Medizin aus der Natur 1986)

2) C-Potenzen

Die Zubereitungen der C-Potenzen erfolgen mit dem gleichen Prinzip nur, dass hier im Verhältnis 1:99 verdünnt wird. Man beginnt wieder mit einem Teil der Urtinktur und verdünnt diesen mit 99 Teilen Alkohol. Danach schüttelt man wieder hundertmal und erhält eine C1 Potenz. Von dieser Potenz nimmt man wieder einen Teil und verdünnt diesen mit 99 Teilen Alkohol, schüttet hundertmal und erhält C2. Auch hier fährt man mit diesem Prozess fort, bis zur C30, C200 oder auch C1000.

(vgl. Homöopathie-Kompass Wegweiser durch die Homöopathie 2000, So heilt Homöopathie-Medizin aus der Natur 1986)

3) Q- (LM) Potenzen

Bei der Q Potenz oder auch LM Potenz genannt, ist das Verfahren etwas anderes. Hierbei stellt man zuerst eine C3-Potenz her. Diese verdünnt man anstatt mit hundertmaligem Verdünnen mit 50.000. So entsteht ein Verhältnis von 1:49.000. Nach jeder Verdünnung wird wieder hundertmal geschüttelt, so wie bei den anderen Potenzen auch.

(vgl. Homöopathie-Kompass Wegweiser durch die Homöopathie 2000, Homöopathie-ein individueller, schonender Weg zur Heilung 1983)

4) Die Wirkung

In diesem Abschnitt werde ich auf die Wirkung, wie Hahnemann sie beschrieben hat, eingehen. Hahnemann erschuf den Begriff „Lebenskraft", da er wusste das die Symptome, welche ein Patient zeigt, nicht die Krankheit an sich war. Die Symptome waren bedingt an eine krankhafte Veränderung im Inneren des Patienten. Der Begriff „Lebenskraft" kann als energetische Struktur verstanden werde, welche in jedem Menschen wirkt. Der Mensch ist also solange gesund, solange sich die Lebenskraft im Inneren im Gleichgewichtig befindet. Das Gleichgewicht kann jedoch gestört werden, zum Beispiel durch psychische Faktoren, wie Kummer, Ärger oder Enttäuschung aber auch durch sichtbare und nichtsichtbare Verletzungen. Das Ungleichgewicht der Lebenskraft wird durch physische oder psychische Veränderungen wahrgenommen, wie mangelndes Selbstvertrauen oder auch Kopfschmerzen und Bauchschmerzen.

Wie ist das aber nun mit einer ansteckenden Grippe? Hahnemann schreibt hierzu, dass „einzig die krankhaft gestimmte Lebenskraft die Krankheit hervor bringt" (Klassische Homöopathie Seite 39). Damit ist gemeint, dass eine ganze Familie erkranken kann, nur aber die Mutter nicht, die sich um alle kümmert. Die Lebenskraft der Mutter ist somit im Gleichgewicht. Die der anderen im Ungleichgewicht, weshalb sie auch erkrankt sind. Mit dieser Erkenntnis kann ein passendes homöopathisches Mittel gewählt werden, welches in der Lage ist auf die Lebenskraft heilend einzuwirken. Nach Einnahme des homöopathischen Mittels verschlechtert sich das Krankheitsbild. Dies kommt in den meisten Fällen vor, die sogenannte Erstverschlimmerung zeigt dem Homöopathen, dass das von ihm gewählte Arzneimittel richtig gewählt wurde, jedoch zu stark dosiert. Die Erstverschlimmerung klingt nach ein bis zwei Tagen ab.

Die klassischen Homöopathen vertreten die Ansicht der Wirkung Hahnemanns. Skeptiker sind von dieser Ansicht jedoch nicht überzeugt. Ein Statement über die Wirkung der klassischen Homöopathie von einer Homöopathin und einem davon nicht überzeugten Kritiker finden Sie im Anhang auf Seite 13.

(vgl. Homöopathie-Kompass Wegweiser durch die Homöopathie 2000, Klassische Homöopathie 2001)

IV Homöopathische Behandlung und Einnahme

1) Wie sieht eine Behandlung aus?

Dem Patienten wird schon beim ersten Termin bewusst, dass ein großer Unterschied zwischen einer kassenärztlichen und einer homöopathischen Praxis besteht. Dem Kranken wird bei einer homöopathischen Besprechung viel Zeit gegeben, um über seine Probleme und Beschwerden zu reden. Somit kann der erste Besuch beim Homöopathen sicherlich ein bis zwei Stunden in Anspruch nehmen.

Im Unterschied zu einem normalen Arztbesuch dauert der durchschnittliche Termin nur sieben Minuten. Meist sind die Hausärzte zudem noch unter Stress und eventuell auch gereizt, sodass sie keine ausreichende Zeit für ihre Patienten haben.

Nun wieder zurück zu der homöopathischen Behandlung. Dem Patienten werden alle möglichen Fragen zu seinen Beschwerden gestellt. Dazu gehören auch Fragen wie, ob es Ursachen gibt, die die Beschwerden verbessern oder verschlechtern, ob die Beschwerden zu bestimmten Zeiten auftreten oder wie sich die Beschwerden beziehungsweise die Schmerzen anfühlen (Beispiel Kopfschmerzen: stechend, drückend, klopfend und so weiter). Außerdem ist es für den Homöopathen wichtig alles Aspekte der Gemütsverfassung zu wissen, beispielsweise ob der Patient viel weint, verlegen ist oder oft traurig. Hilfe hierzu ist ein spezieller Fragebogen.

Hat der Homöopath nach dem Termin alle wichtigen Informationen des Patienten notiert, geht es darum, das beste passende Arzneimittel zu finden, also das Beste Simile. Hierbei ist ein dickes Buch, das Repertorium, ein Hilfsmittel. In diesem Buch finden sich eine große Anzahl verschiedener Symptome und die entsprechenden Arzneimittel. Hat der Homöopath sich für ein Mittel entschieden, so bekommt dies der Patient meist in Form von Globuli mit einer entsprechenden Beschreibung, wie sie einzunehmen sind. Diese werde ich im nächsten Punkt genauer erklären. Oft wird nach dem ersten Termin der nächste in vier bis sechs Wochen folgen. Alle Veränderungen werden notiert, sodass der Homöopath entscheiden kann, ob das Mittel weitereingenommen werden kann oder ob ein anderes Mittel besser passt. (vgl. Klassische Homöopathie 2001, Homöopathie-Kompass Wegweiser durch die Homöopathie 2000, So heilt Homöopathie-Medizin aus der Natur 1986)

2) Einnahme-Variationen

Die Einnahme von homöopathischen Mitteln ist meist etwas unterschiedlich, da sie von Homöopath zu Homöopath abweichen. Allerdings ist es wichtig das Mittel in einem ruhigen Moment einzunehmen. Außerdem sollten die Patienten eine halbe Stunde vor und nach der Einnahme weder etwas essen noch trinken. Meist werden die Globuli in einem Glas mit Wasser aufgelöst. Bei der Einnahme sollte der Patient außerdem darauf achten, dass Mittel nicht gleich herunterzuschlucken, sondern einen Moment im Mund zu lassen oder auf der Zunge zergehen zu lassen. Über eine genaue Einnahme wird der Patient von seinem Homöopath informiert. (vgl. Homöopathie-Kompass Wegweiser durch die Homöopathie 2000)

V Nachweisbarkeit

In diesem Abschnitt meiner Hausarbeit werde ich mich mit der Nachweisbarkeit der Homöopathie beschäftigen. Auf Seite 13 finden Sie ein eigenes Fallbeispiel, indem ich meine Erfahrung zur Homöopathie darlege.

1) Ist die Wirkung wissenschaftlich bewiesen?

Seit die Homöopathie existiert, ist unser Land in zwei Parteien gespalten. In die, die von ihrer Wirksamkeit überzeugt ist, und in die, die alles Quatsch findet. Auf die Frage, ob die Wirkung homöopathischer Globuli wissenschaftlich bewiesen ist, möchte ich an dieser Stelle eingehen. Im März des letzten Jahres wurde eine Sammelstudie, die insgesamt 176 Studien umfasst, zur Wirksamkeit homöopathischer Globuli veröffentlicht. Dabei kamen australische Forscher zu dem Ergebnis, dass Globuli im Besten Fall wie Placebos wirken. Es wurde kein einziger Beleg gefunden, der die Wirksamkeit homöopathischer Globuli belegt. Im selben Jahr, im Mai 2016, hat die Wissenschaftliche Gesellschaft für Homöopathie einen Forschungsreader vorgelegt.

Darin wird deutlich, dass die Wirkung der Homöopathie über den Placebo-Effekt hinausgeht. Außerdem gibt es rund 100 randomisierte klinische Studien zur Homöopathie, die ein positives Ergebnis zu Gunsten der Homöopathie aufweist. Allerdings lässt sich sagen, dass die Studien, die die Wirkung homöopathischer Globuli nicht nachweisen können, überwiegen. Somit ist die Wirkung zum heutigen Stand der Wissenschaft nicht eindeutig bewiesen.

(vgl. Homöopathie-Kompass Wegweiser durch die Homöopathie 2000, www. homoeopathie-online.de, www.n-tv.de)

2) Ist die Homöopathie offiziell anerkannt?

Für die Homöopathie sind drei Formen der Anerkennung wichtig: Anerkennung durch die Öffentlichkeit, durch die Krankenversicherung und durch den Staat.

Die Anerkennung in der Öffentlichkeit nimmt seit Jahren immer mehr zu, Grund dafür sind erfolgreiche homöopathische Behandlungen. Auch die Akzeptanz durch Privatversicherer hat in den letzten Jahren deutlich zugenommen. Die natürliche Heilkunde unterstützt der Staat mit einigen Finanziellen Hilfen aber räumt der Homöopathie keinen offiziellen Status ein. Auch Berufsausbildungen für klassische Homöopathie sind nicht anerkannt. Somit müssen die Studierenden auch die Kosten selbst tragen.

(vgl. Homöopathie-Kompass Wegweiser durch die Homöopathie 2000)

3) Kann die Homöopathie auch schaden?

Werden die homöopathischen Mittel richtig angewendet und unter Erlaubnis des Homöopathen, ist im Normalfall von keinerlei Gefahr auszugehen. Wird aber ein sehr unpassendes Mittel gewählt und dieses über einen längeren Zeitraum eingenommen, kann dies schädliche Wirkungen auf die Gesundheit des Patienten haben.

Noch gefährlicher ist die Einnahme von Hochpotenzen über einen längeren Zeitraum, da dies einem Patienten viel Schaden zufügen kann.

(vgl. Homöopathie-Kompass Wegweiser durch die Homöopathie 2000)

VI Die Homöopathie-Lüge

In den vorherigen Abschnitten habe ich die Homöopathischen Globuli aus der Sichtweise des Begründers Hahnemann beschrieben. In diesem Abschnitt werde ich darauf eingehen, was Kritiker von der Homöopathie halten. Dabei hat mir das Buch „Homöopathie neu gedacht" von Natalie Grams sehr geholfen, da sie anfangs von der Homöopathie überzeugt war und selbst als Heilpraktikerin gearbeitet hat. Je mehr sie sich mit der Homöopathie beschäftigte, desto skeptischer wurde sie. Schließlich stellte sie die komplette Homöopathie in Frage. In ihrem Buch kommt sie zu dem Entschluss, dass Globuli als gute, wirkungsvolle Placebos verabreicht werden können. Gründe für ihr Fazit sind, dass die Homöopathische Behandlung sehr tiefgründig und mit viel Zeit geführt wird. Dabei bekommt der Patient die Gelegenheit seine körperlichen, emotionalen und geistigen Probleme auszudrücken. Die Globuli werden schließlich als Placebo verabreicht. Die Wirkung der Globuli, welche ich in IV Potenzen und deren Wirkung (Punkt vier) beschrieben habe, halten Kritiker für eine Lüge. Die von Hahnemann beschriebene „Lebenskraft" gibt es nicht. Auch die Herstellung, insbesondere die Potenzierung, halten Kritiker der Homöopathie für kritisch. Ab einer Potenz von D6 kann in den homöopathischen Globuli kaum mehr ein Wirkstoff nachgewiesen werden, den man für eine physiologische Wirkung verantwortlich machen kann. Grund dafür ist, dass die Potenz mit der Verdünnung 1:1.000.000 zu hoch ist, um genügend Ursprungssubstanz darin zu finden. Alle noch höher potenzierten homöopathischen Arzneimittel sind demzufolge sicher wirkstofffrei. Die Frage, die offen bleibt ist, warum gehen trotz den bekannten Erkenntnissen immer noch Patienten zu Heilpraktikern und werden gesund? Antwort auf diese Frage könnte, wie am Anfang schon beschrieben, aus Sicht der Kritiker sein, dass die Homöopathie als Gesamtpaket sehr gut funktioniert durch ein gutes Arzt-Patient-Verhältnis und die intensiven Gespräche, die sichtbare Effekte auf die emotionale und geistige Ebene oder Einfluss auf Körperprozesse hat, sowie durch die Globuli als Placebo ein positiver Effekt hervorgerufen wird. Vereinfacht könnte man dann sagen, dass sie Homöopathie wirkt, weil die Homöopathen und Patienten die Vorstellung haben, dass sie wirke.

(vgl. Homöopathie neu gedacht 2015)

C Schlussteil:

Nun komm ich in meinem letzten Abschnitt meiner Hausarbeit auf meine Problemfrage „Wie wirkungsvoll sind homöopathische Globuli?" zurück, und werde diese, so gut wie möglich, beantworten.

Abschließend lässt sich sagen, dass es zwei unterschiedliche Seiten gibt. Überzeugte Patienten und Homöopathen setzen eine Wirksamkeit der Homöopathie voraus und sehen sich durch die erfolgreiche Behandlung bestätigt. Homöopathie-Kritiker führen dagegen an, dass Medikamente, in denen kein Wirkstoff nachweisbar sei, nicht helfen können. Die Theorie von Samuel Hahnemann, dass jeder Mensch eine sogenannte „Lebenskraft" besitzt und sobald diese geschwächt ist, ein passendes Simili helfen kann, lässt sich von der Wissenschaft allerdings nicht bestätigen. Auch die Hochpotenzen, welche eine besondere große Wirkung haben, ist für die Wissenschaft schwer zu beweisen, da sich ab einer Potenz von D6 fast kein Wirkstoff aus der Ursprungssubstanz mehr nachweisen lässt. Demzufolge wirken Globuli nicht mehr als ein Placebo. Hierzu gibt es auch immer wieder Studien, welche dies belegen. Auf der anderen Seite soll es auch Studien geben, die die Wirksamkeit von homöopathischen Globuli bestätigen, allerdings nicht genügend, um mit Sicherheit zu sagen, dass homöopathische Globuli eine Wirkung haben. Die von Samuel Hahnemann begründete Homöopathie hat trotz der wissenschaftlichen Erkenntnisse durchaus positive Effekte zufolge. Dem Patient wird genügend Zeit gegeben über seine körperlichen aber auch emotionalen Probleme zu sprechen. Diese Gespräche entsprechen meist einem psychologischen Gesprächsmuster. Dadurch kann dem Patienten schon geholfen werden, sich und sein Körper in Einklang zu bringen. Die Globuli sind erweiternd gute Placebos, die dem Patienten eine Besserung seiner Probleme versprächen könnten.

Meiner Meinung nach, sollten Patienten bei kleineren Beschwerden einen Homöopathen aufsuchen, sofern sie auch selbst von der Homöopathie und deren Wirkung überzeugt sind. Bei größeren oder lebensgefährlichen Beschwerden sollte allerdings der Arzt aufgesucht werden, um schlimme Folgen zu verhindern. Dennoch finde ich, sollte jeder selbst entscheiden, ob er zu einem Arzt oder Homöopathen geht, hierzu zählen auch persönliche Erfahrungen.

D Anhang

(1) Weiterführende Information zu Ⅲ Potenzen und deren Wirkung - 4) Wirkung

Homöopathie aus zwei unterschiedlichen Perspektiven

An dieser Stelle möchte ich die homöopathischen Globuli von zwei Perspektiven darstellen. Dazu habe ich einen Kritiker der Homöopathie gebeten mir ein kurzes Statement zu geben, weshalb Globuli nicht wirkungsvoll sind. Einer Homöopathin habe ich gebeten mir in wenigen Sätzen zu sagen, warum die Globuli wirkungsvoll sind. Der von mir ausgesuchten Kritiker, ist ein You-Tuber, der in seinem Video erklärt, weshalb er gegen die Homöopathie ist. In einem Statement schrieb er mir, dass der ausschalgebende Punkt die jetzige Studienlage sei. Niemanden ist es seit der Erfindung gelungen, die Homöopathie sicher zu beweisen. Des Weiteren schrieb er, dass er die Erklärung darin sieht, dass die Homöopathie entweder überhaupt nicht funktioniert oder nur so schwach, dass man viel größere Studiengänge bräuchte, um einen Effekt der Globuli zu finden. Wenn dies so wäre, würde dann auch fraglich sein, ob die Wirkung noch relevant sei.

Die von mir gewählte Homöopathin, ist meine Tante, die ich ebenfalls um ein kurzes Statement bat. Sie sagte, je mehr sie sich mit der Homöopathie beschäftige, desto mehr Respekt habe sie zu der Arbeit Hahnemann entwickelt. Sie ist sich sicher, dass die Homöopathie funktioniert, weil wenn dem nicht so wäre, könnte sie sich die Zeit sparen, in der sie das passende Similie heraussucht.

Diese kurzen Statements haben mir gezeigt, dass die Kritiker sowie die Befürworter der Homöopathie passende Argumente haben, die ihre Ansicht vertreten.

(2) Weiterführende Information zu Ⅴ Nachweisbarkeit

Eigenes Fallbeispiel

An dieser Stelle möchte ich meine eigene Erfahrung zur Homöopathie und den Globuli einbringen. Schon als kleines Kind litt ich immer wieder an Neurodermitis. Anfangs nur in den Armbeugen, später auch teilweise an den Händen. Meine Haut wurde überall rot, juckte und brannte. Als nach ein paar Tagen die Symptome immer noch nicht weg waren, gingen meine Eltern mit mir zum Arzt. Dieser verschrieb mir Kortisonsalbe, welche ich jeden Abend dünn auf die gereizte Haut auftragen sollte. Schon nach einigen Anwendungen der Salbe verschwand das Neurodermitis. Allerdings konnte ich die Salbe nicht für einen längeren Zeitraum nehmen, da dies für meinen Körper nicht gut war. Als ich die Salbe also wegließ, kamen die juckenden Flecken wieder. Dann kamen meine Eltern auf die Idee meine Tante nach einem Rat zu fragen, da diese Homöopathin ist. Ein paar Tage später waren wir dann bei ihr. Sie schaute sich meine Haut kurz an und fragte mich viele Sachen. Über meine Haut, wann diese besonders schlimm ist, wie sich das genau anfühlt und was ich machen kann, damit es besser wird. Meine Tante wollte aber auch Sachen wissen, die mit meiner Haut gar nichts zu tun haben, beispielsweise was ich in der Schule am liebsten mache oder was ich gerne esse. Nach einiger Zeit hat sie ein passendes Mittel für mich gefunden. Das Similie war Calcium carbonicum in der Potenz D6. Die Globuli gab sie uns mit Nachhause und sagte noch genau wann und wie ich diese einnehmen sollte. Meine Mutter löste am Abend drei Globuli in einem Glass Wasser auf und rührte solange bis sich diese aufgelöst hatten. Danach sollte ich einen Schluck von dem Wasser nehmen. In der Nacht merkte ich wie meine Haut wieder sehr schlimm anfing zu jucken und zu brennen. Am nächsten Morgen jedoch war meine Haut wieder wie vorher und am übernächsten war sie dann viel besser als in den letzten Wochen. Sie juckte gar nicht mehr und man sah nur noch an ein paar Stellen, dass sie trocken und gereizt war. Meine Eltern informierten meine Tante über den sichtbaren Erfolg der Globuli. Diese freute es sehr, dass ich nun nicht mehr unter Neurodermitis leide.

Dies hat mir gezeigt, dass die homöopathischen Globuli eine positive Wirkung auf meine Haut hatten.

Literatur- und Quellenverzeichnis

Einleitung

Homöopathie ist (k)eine Kunst, Gehard Risch, Eurika Verlag, 1980, Seite 7

Homöopathie-ein individueller, schonender Weg zur Heilung, Dr.med. M. Wiesenauer, Hippokrates Verlag, Stuttgart 1983, Seite 10

Homöopathie-Kompass Wegweiser durch die Homöopathie, Taimi Zaeske, Gauting Homöopathie-Forum, 2000, Seite 11

Was ist Homöopathie?

So heilt Homöopathie-Medizin aus der Natur, Claudia Hosslin, Albert Müller Verlag, 1986, Seite 16

Homöopathie neu gedacht, Natalie Grams, Springer Spektrum, 2015, Seite 13, 14

http://www.homoeopathie-online.info/definition-der-homoeopathie/, Zugriff am 23.12.2016

Was ist Naturheilkunde

Homöopathie-Kompass Wegweiser durch die Homöopathie, Taimi Zaeske, Gauting Homöopathie-Forum, 2000, Seite 17,18

http://www.heilpraktiker-braunschweig.org/infothek/naturheilkunde-und-homoopathie/

Samuel Hahnemann

So heilt Homöopathie-Medizin aus der Natur, Claudia Hosslin, Albert Müller Verlag, 1986, Seite 13

Klassische Homöopathie, Josef Maria Rau, oeschverlag, 2001, Seite 14,15

Homöopathie-Kompass Wegweiser durch die Homöopathie, Taimi Zaeske, Gauting Homöopathie-Forum, 2000, Seite 24, 25

http://www.lifeline.de/homoeopathie/

Wie haben sie sich entwickelt?

http://www.igm-bosch.de/content/language1/downloads/Broschuere_2012_deutsch.pdf, Zugriff am 23.12.2016

http://www.br.de/fernsehen/ard-alpha/sendungen/die-geschichte-der-homoeopathie/index.html, Zugriff am 23.12.2016

Ähnlichkeitsprinzip

So heilt Homöopathie-Medizin aus der Natur, Claudia Hosslin, Albert Müller Verlag, 1986, Seite 18, 19

Klassische Homöopathie, Josef Maria Rau, oeschverlag, 2001, Seite 26,27

Homöopathie-ein individueller, schonender Weg zur Heilung, Dr.med. M. Wiesenauer, Hippokrates Verlag, Stuttgart 1983, Seite 18

Arzneimittelprüfung

So heilt Homöopathie-Medizin aus der Natur, Claudia Hosslin, Albert Müller Verlag, 1986, Seite 18

Klassische Homöopathie, Josef Maria Rau, oeschverlag, 2001, Seite 32,33

Homöopathie-ein individueller, schonender Weg zur Heilung, Dr.med. M. Wiesenauer, Hippokrates Verlag, Stuttgart 1983, Seite 20

Homöopathie-Kompass Wegweiser durch die Homöopathie, Taimi Zaeske, Gauting Homöopathie-Forum, 2000, Seite 46

Potenzierung

So heilt Homöopathie-Medizin aus der Natur, Claudia Hosslin, Albert Müller Verlag, 1986, Seite 20, 25, 26

Homöopathie neu gedacht, Natalie Grams, Springer Spektrum, 2015, Seite 36,37

Wie werden Globuli hergestellt?

So heilt Homöopathie-Medizin aus der Natur, Claudia Hosslin, Albert Müller Verlag, 1986, Seite 21-25

Homöopathie-ein individueller, schonender Weg zur Heilung, Dr.med. M. Wiesenauer, Hippokrates Verlag, Stuttgart 1983, Seite 23-30

D-Potenzen

So heilt Homöopathie-Medizin aus der Natur, Claudia Hosslin, Albert Müller Verlag, 1986, Seite 27

Homöopathie-Kompass Wegweiser durch die Homöopathie, Taimi Zaeske, Gauting Homöopathie-Forum, 2000, Seite 37,38

C-Potenzen

So heilt Homöopathie-Medizin aus der Natur, Claudia Hosslin, Albert Müller Verlag, 1986, Seite 28

Homöopathie-Kompass Wegweiser durch die Homöopathie, Taimi Zaeske, Gauting Homöopathie-Forum, 2000, Seite 39,40

Q- (LM) Potenzen

Homöopathie-ein individueller, schonender Weg zur Heilung, Dr.med. M. Wiesenauer,

Hippokrates Verlag, Stuttgart 1983, Seite 34

Homöopathie-Kompass Wegweiser durch die Homöopathie, Taimi Zaeske, Gauting

Homöopathie-Forum, 2000, Seite 40

Die Wirkung

Klassische Homöopathie, Josef Maria Rau, oeschverlag, 2001, Seite 38-42

Homöopathie-ein individueller, schonender Weg zur Heilung, Dr.med. M. Wiesenauer,

Hippokrates Verlag, Stuttgart 1983, Seite 43,44

Wie sieht eine Behandlung aus?

So heilt Homöopathie-Medizin aus der Natur, Claudia Hosslin, Albert Müller Verlag, 1986,

Seite 84

Klassische Homöopathie, Josef Maria Rau, oeschverlag, 2001, Seite 48-52

Homöopathie-Kompass Wegweiser durch die Homöopathie, Taimi Zaeske, Gauting

Homöopathie-Forum, 2000, Seite 55-57

Einnahme-Variationen

Homöopathie-Kompass Wegweiser durch die Homöopathie, Taimi Zaeske, Gauting

Homöopathie-Forum, 2000, Seite 67-69

Ist die Homöopathie wissenschaftlich bewiesen?

Homöopathie-Kompass Wegweiser durch die Homöopathie, Taimi Zaeske, Gauting

Homöopathie-Forum, 2000, Seite 49

http://www.homoeopathie-online.info/die-studien-zeigen-homoeopathie-ist-wirksam/

http://www.n-tv.de/wissen/Globuli-machen-nicht-gesund-article17108021.html

Ist die Homöopathie offiziell anerkannt?

Homöopathie-Kompass Wegweiser durch die Homöopathie, Taimi Zaeske, Gauting

Homöopathie-Forum, 2000, Seite 52,53

Kann die Homöopathie auch schaden?

Homöopathie-Kompass Wegweiser durch die Homöopathie, Taimi Zaeske, Gauting

Homöopathie-Forum, 2000, Seite 32,33

VI Die Homöopathie-Lüge

Homöopathie neu gedacht, Natalie Grams, Springer Spektrum, 2015, Seite 9-11, 59-61, 67, 69, 87, 99, 190-193

Weiterführende Informationen

Homöopathie aus zwei unterschiedlichen Perspektiven
https://www.youtube.com/watch?v=Q4VJG_ohu2o, Zugriff am 29.12.2016

Bilder

Abbildung 1 Deckblatt

http://www.experto.de/fileadmin/assets/user_assets/8/amo/homoeopathie_big_6.jpg

Abbildung 2

https://image.jimcdn.com/app/cms/image/transf/none/path/saaf80c4db4f06339/image/ieadd394a
a4e0474c/version/1450343688/image.jpg

Abbildung 3

http://www.scinexx.de/redaktion/focus/bild7/homeo19g.jpg

Abbildung 4

http://www.swissinfo.ch/blob/263310/09c9d246f807b6ab9c5109130821a572/sriimg20090403-
10535534-0-data.jpg

Abbildung 5

http://www.aconitum.ch/content/img/aconitum_right.jpg

http://www.pharmawiki.ch/wiki/media/Tollkirsche_1.jpg

https://upload.wikimedia.org/wikipedia/commons/thumb/c/c2/Conium_maculatum_-
_K%C3%B6hler%E2%80%93s_Medizinal-Pflanzen-191.jpg/298px-Conium_maculatum_-
_K%C3%B6hler%E2%80%93s_Medizinal-Pflanzen-191.jpg

https://www.sanctaherba.ch/tl_files/clean_blue/images/heilpflanzen/gaensebluemchen.jpg

Abbildung 6

http://www.honigbiene-foto.de/bilder/foto_arbeiterin.png

http://www.ticopedia.de/images/thumb/6/66/Redback_back_view.jpg/200px-
Redback_back_view.jpg

http://www.ahabc.de/wp-content/uploads/2014/10/Fotolia_70576022_S.jpg

Abbildung 7

https://www.kidsgo.de/images/cms/4-babyjahr/237112_bild_mentoppharma.jpg

Abbildung 8

https://www.meine-gesundheitsakademie.de/cmsmultimedia/84/292/73/97431928849.jpg

Abbildung 2

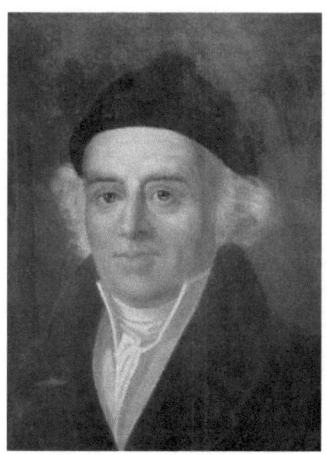

Abbildung 3

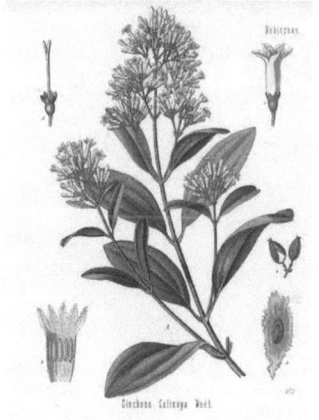

Abbildung 4

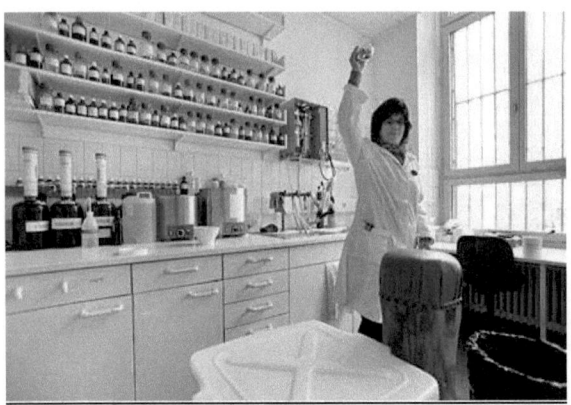

Abbildung 5

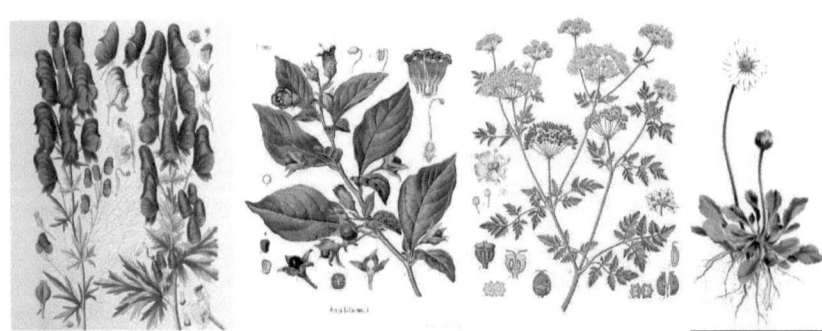

Abbildung 6

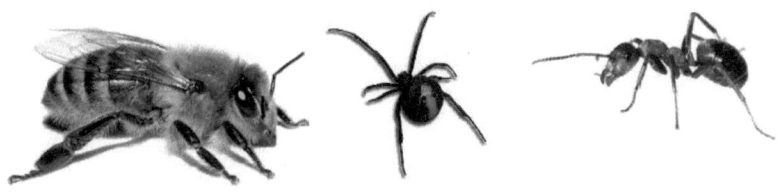

Abbildung 7

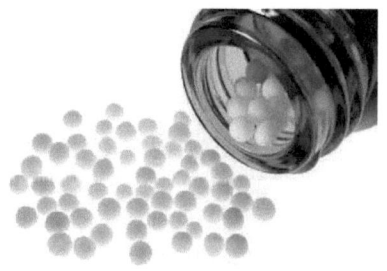

Abbildung 8

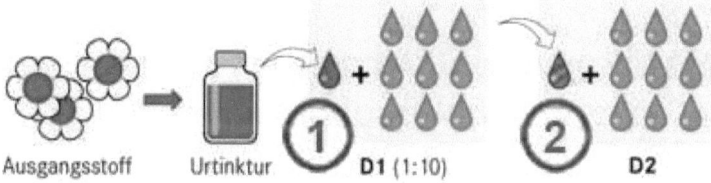

Ausgangsstoff   Urtinktur   ① D1 (1:10)   ② D2

BEI GRIN MACHT SICH IHR WISSEN BEZAHLT

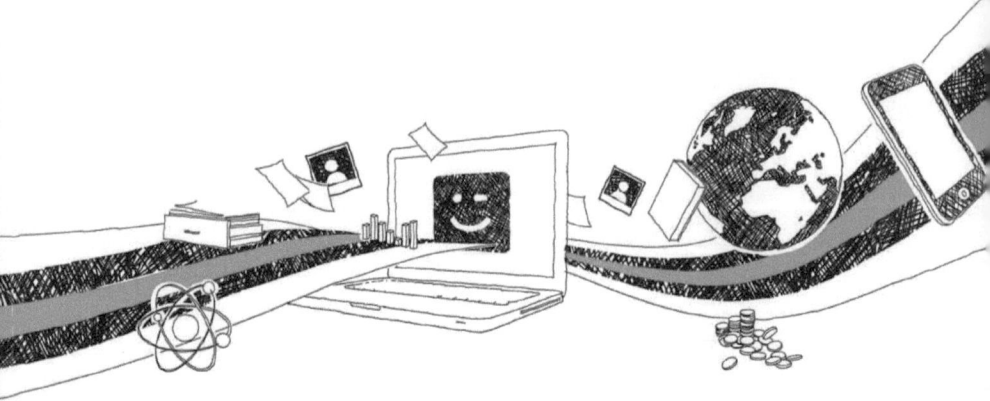

- Wir veröffentlichen Ihre Hausarbeit,
  Bachelor- und Masterarbeit

- Ihr eigenes eBook und Buch -
  weltweit in allen wichtigen Shops

- Verdienen Sie an jedem Verkauf

Jetzt bei www.GRIN.com hochladen und kostenlos publizieren

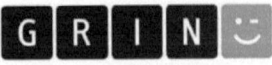